CURE RADICALE

DE L'HYDROCÈLE VAGINALE.

Imprimé par Henri et Charles Noblet, rue Saint-Dominique, 56.

RECHERCHES

SUR LES

RÉSULTATS DÉFINITIFS DES TRAITEMENTS EMPLOYÉS

POUR LA CURE RADICALE

DE L'HYDROCÈLE VAGINALE;

PAR M. F. HUTIN,

Docteur en médecine de la Faculté de Paris;
Chef du service médico-chirurgical de l'Hôtel des Invalides;
Médecin principal de 1re classe; Officier de la Légion-d'Honneur; Membre correspondant
de l'Académie des Sciences, Inscriptions et Belles-Lettres de Toulouse;
de la Société de médecine, chirurgie et pharmacie de la même ville;
de la Société des Sciences du Bas-Rhin;
de la Société phrénologique de Paris; des Sociétés de médecine
de Lyon et de Marseille.

—•—

PARIS,

CHEZ J.-B. BAILLIÈRE,

LIBRAIRE DE L'ACADÉMIE NATIONALE DE MÉDECINE,
RUE HAUTEFEUILLE, 19.

—

1853

RECHERCHES

SUR LES

RÉSULTATS DÉFINITIFS DES TRAITEMENTS EMPLOYÉS

POUR LA CURE RADICALE

DE L'HYDROCÈLE VAGINALE.

La cure radicale de l'hydrocèle vaginale a depuis longtemps exercé le génie inventif des chirurgiens. L'incision, pratiquée dès le temps de Celse; la cautérisation de quelques parties de la poche séreuse, décrite par Aëtius et Paul d'Egine, et faite tantôt à l'aide d'un caustique, tantôt avec un fer incandescent; l'excision d'une portion de ses parois, remontant à Celse et à Albucasis, mais remise surtout en pratique chez les Anglais par Douglas; le séton, attribué à Lanfranc par Sprengel, à Franco par Sam. Cooper, à Paul d'Egine par Peyrilhe; l'usage des tentes, adopté par Guillaume de Salicet, des mèches effilées, préférées par Fabrice de Hilden; l'irritation de l'intérieur de la poche à l'aide de la canule du trocart laissée en place par Monro, ou à l'aide d'un bout de sonde élastique, comme le voulait Larrey; les vésicatoires, les topiques stimulants à l'extérieur; les scarifications pratiquées à l'intérieur; l'introduction de poudre de cantharides, de vapeurs d'ammoniaque; l'acupuncture; la compression, etc., sont autant de moyens successivement préconisés, abandonnés, repris et délaissés encore. Ils ont suivi en cela le sort de tant de choses, et prouvent une fois de plus qu'Horace avait raison quand il disait :

> Multa renascuntur quæ jam cecidere : cadentque
> Quæ nunc sunt in honore.

L'évacuation du liquide, suivie d'une injection destinée à porter dans la cavité vaginale un certain degré d'irritation, a remplacé presque généralement ces procédés opératoires ; et l'on pourrait dire que les praticiens se sont tous arrêtés à cette méthode, que cependant un instrument nouveau, imaginé par M. le docteur Baudens, semblerait devoir rendre moins générale peut-être, si la sanction d'une vaste expérience venait confirmer les avantages obtenus par notre confrère et ami.

Quoique l'usage des injections, du moins sur une grande échelle, ne soit pas d'une très-haute antiquité, on n'a guère moins varié sur l'espèce de liquide à choisir pour les pratiquer. Malgré les essais plus ou moins heureux tentés à l'aide de la sérosité extraite elle-même ; de l'eau phagédénique ; de l'alcool ; des solutions d'alun, de sel, d'azotate d'argent ; de l'eau pure ou animée d'alcool, d'ammoniaque, d'éther ; du lait, etc., on avait à peu près fini par se borner aux injections de vin rouge et chaud, et ce procédé était le plus universellement adopté, lorsque, en 1836, M. Velpeau publia ses expériences sur les injections de teinture d'iode étendue d'eau. En dépit du peu de crédit que ce liquide a trouvé près de quelques-uns des chirurgiens les plus distingués de notre époque, l'immense majorité, j'allais dire la totalité, de ceux qui l'ont mis à l'épreuve, lui ont reconnu des avantages tels, que, s'il n'est pas encore exclusivement admis, le temps n'est sans doute pas éloigné où le peu de douleurs comparatives qu'il cause, les succès presque constants qu'il procure, l'excessive rareté des accidents, s'il y en a, qui accompagnent son emploi, le feront préférer à tous les agents auxquels on a eu recours jusqu'aujourd'hui.

Quel que soit le procédé auquel on s'arrête, le but que l'on se propose est de provoquer une inflammation adhésive de la tunique vaginale, et de faire disparaître ainsi, avec la cavité servant de réceptacle à la sérosité accumulée, jusqu'à la possibilité d'un

épanchement nouveau. Cependant, est-il bien réel
que cette adhérence soit indispensable pour la guérison de la maladie? L'oblitération est-elle également
la conséquence de toutes les manœuvres chirurgi-
cales sus-énoncées, quand la guérison de l'hydrocèle
a couronné les efforts de l'homme de l'art? C'est ce
que j'ai voulu constater.

« Une remarque de Pott, dit M. Velpeau dans sa
« *Médecine opératoire*, semblerait indiquer que ce
« chirurgien ne regardait pas la disparition de la
« cavité vaginale comme indispensable à la guérison
« de l'hydrocèle. M. Ward soutient même que l'hy-
« drocèle guérit souvent, quoique la cavité séreuse
« du scrotum ait conservé ses dimensions premières,
« et M. Green invoque à l'appui de cette opinion une
« pièce conservée au musée de l'hôpital Saint-Tho-
« mas. M. Ramsden est du même avis. »

M. Bégin , dans ses *Eléments de chirurgie* , re-
pousse cette idée, et s'exprime ainsi : « Quelques per-
« sonnes ont récemment prétendu que cette oblitéra-
« tion de la tunique vaginale n'est pas indispensable
« à la guérison radicale de l'hydrocèle; mais aucun
« fait positif, pas même celui invoqué par M. Vel-
« peau , ne justifie cette assertion, contre laquelle
« s'élèvent tous les résultats connus de l'inflamma-
« tion des membranes séreuses. »

Ces théories contradictoires, exprimées par des
hommes célèbres, n'ont guère été vérifiées, proba-
blement parce qu'on est rarement à même de le faire
dans les hôpitaux, où l'on retrouve assez difficilement
les mêmes malades après un certain laps de temps.
Placé dans des conditions meilleures, stimulé par la
discussion éveillée au sein de l'Académie au commencement de 1846, à la suite d'un savant rapport
de M. Velpeau, et par une invitation officielle du Con-
seil de santé des armées, j'ai fait d'assez nombreuses
recherches, dont je vais donner le résultat.

Au mois d'avril de cette année 1846, j'ai trouvé à
l'Hôtel des Invalides *trente-quatre* hommes qui avaient

subi diverses opérations pour la cure d'hydrocèles plus ou moins anciennes. Depuis cette époque, *trente* autres ont été opérés dans mon service..

Parmi les premiers,

3 avaient été soumis à l'emploi du séton, par Sabatier ;
2   id.   à l'excision par Percy, pendant leur jeunesse ;
3   id.   à l'incision, par Yvan, avant ou depuis leur admission ;
8   id.   à l'emploi extérieur de la potasse caustique, par le même ;
8   id.   à l'usage d'une sonde flexible laissée à demeure, par Larrey ;
2   id.   à des injections vineuses, par Pasquier père ;
3   id   à des injections de même nature, par Pasquier fils ;
4   id.   à des injections iodées, par le même.

Un, enfin, avait subi en 1838 une simple ponction, sans injection, faite par M. Desruelles, au Val de-Grâce. Une violente inflammation s'était déclarée ; on l'avait combattue à l'aide de sangsues : la guérison de l'hydrocèle s'en était également suivie.

Sur les trente hommes opérés à l'Hôtel depuis mon arrivée en 1845, deux m'ont présenté des testicules dans un état assez grave pour que je craignisse de faire autre chose qu'une ponction évacuatrice. Les vingt-huit autres ont été soumis à des injections composées presque invariablement d'un tiers de teinture alcoolique d'iode et de deux tiers d'eau, sans addition d'iodure de potassium : le liquide a séjourné de 4 à 6 minutes dans la cavité vidée de sa sérosité morbide. Parmi eux se trouvait un invalide à qui, déjà, M. Aronson avait fait infructueusement, à Strasbourg, une injection vineuse, cinq ans auparavant.

Vingt-huit des trente-quatre premiers sont morts ; deux ont quitté l'établissement. Quinze des trente opérés depuis 1845 sont morts aussi. Les uns et les autres ont succombé à des affections diverses, tout-à-fait étrangères à l'opération, et tous fort longtemps après la guérison de leurs hydrocèles ; en voici le tableau exact.

1° TRAITÉS PAR SABATIER. — *Séton.*

1er, *Bailliat*, caporal, opéré en 1809 d'une hydrocèle droite. Guérison trois mois après. Aucun accident depuis. Mort en janvier 1848, à l'âge de soixante-dix ans, des suites d'une bronchite chronique.—Autopsie : plus de traces de la cavité vaginale; adhérences complètes. Testicule en bon état ; épididyme dur et plus volumineux. Rien du côté opposé.

2e, *Bezard*, capitaine honoraire, opéré en 1809 d'une hydrocèle droite. Guéri deux mois après. Aucun accident ultérieur. Mort en janvier 1848, à l'âge de soixante-dix-huit ans, des suites d'une bronchite chronique. Disparition de la cavité; adhérences complètes : testicule en bon état ; épididyme induré et plus volumineux. Côté opposé à l'opération, normal.

Chez cet homme et chez le précédent, on apercevait à peine les cicatrices du séton ; aucun noyau de tissu inodulaire ne se laissait voir. D'après leurs déclarations, ils avaient conservé une mèche pendant neuf jours.

3e, *Dussue*, soldat, opéré en 1809 d'une hydrocèle gauche. Guéri *au bout de deux ou trois mois.* Mort en février 1848, à l'âge de quatre-vingt-quatre ans, des suites d'un cancer à la verge. —Le scrotum, très-déprimé et très-aminci aux deux cicatrices terminales du séton, placé de haut en bas, adhérait au testicule en ces points : sur les côtés de ces adhérences, le scrotum avait conservé son épaisseur normale, et l'on retrouvait les parties constituantes des téguments. Oblitération de la cavité vaginale : testicule sain et paraissant n'avoir souffert ni du séton, ni du cancer de la verge, survenu seulement depuis quelques années. Epididyme très-développé, un peu durci. Côté opposé, à l'état normal.

2° TRAITÉS PAR PERCY. — Excision.

4°, *Desirée*, sergent, opéré en 1803 d'une hydrocèle gauche. Guéri au bout de deux mois et demi. Mort en mai 1848, à l'âge de soixante-dix-huit ans, des suites d'une gastrite chronique. — Autopsie : cicatrice du scrotum déprimée. Disparition de la cavité vaginale. Un tissu fibreux intermédiaire très-serré unissait les téguments au testicule dans une étendue longitudinale d'un centimètre et demi, sur une largeur d'un centimètre. Le testicule et l'épididyme avaient un tiers au moins en volume de plus que du côté opposé, resté sain ; mais ils ne paraissaient pas altérés. Peut-être cette différence de grosseur était-elle naturelle.

5°, *Barbier*, soldat, opéré en 1803 du côté gauche. Guéri trois mois après. Aucun accident depuis. Mort en décembre 1848, de pleuro-pneumonie. — Autopsie : mêmes dispositions de la cicatrice que chez le malade précédent. Le testicule a le même volume que l'autre ; l'épididyme seul est durci et plus gros que son congénère. Oblitération complète de la cavité.

3° TRAITÉS PAR YVAN. — Incision.

6°, *Cornille*, soldat, opéré en 1817 du côté droit. Guéri deux mois et demi après. Mort en septembre 1848, à soixante-seize ans, d'une cystite chronique. — Autopsie : cicatrice libre, linéaire et longitudinale. Oblitération de la cavité vaginale. Testicule et épididyme à l'état normal.

7°, *Dubois*, sergent, opéré en 1817 du côté droit. Guéri trois mois après. Mort à quatre-vingt-sept ans, en avril 1848, de gastrite chronique. — Autopsie : mêmes dispositions de la cicatrice et des organes. Oblitération complète de la cavité.

8°, *Fligny*, soldat, opéré en 1817 du côté gauche. Guéri deux mois après. Mort en septembre 1848, à

soixante-treize ans, d'une congestion cérébrale. —
Autopsie : oblitération complète de la cavité vaginale.
Rien de notable dans le testicule ni dans la cicatrice.

Emploi extérieur de la potasse caustique.

9e, *Legrand*, soldat; hydrocèle gauche.. En 1817,
Yvan place un morceau de potasse caustique sur le
milieu de la partie antérieure et un peu latérale de
la tumeur, très-volumineuse, au dire du malade. Il
en résulte une eschare de la largeur d'une pièce de
2 francs. Trois jours après, on applique des cataplasmes, que l'on continue pendant quatre ou cinq
jours; puis on fend l'eschare. Le liquide s'échappe;
la plaie suppure assez longtemps. Le testicule, deve-
nu volumineux d'abord, reprend lentement ses dimensions normales. Au bout de 3 mois et demi environ, le malade est guéri. Mort à 73 ans, en mai 1848,
de bronchite chronique. — Autopsie : au scrotum,
il y a une cicatrice rayonnée, très-déprimée, étroi-
tement adhérente au testicule dans l'étendue d'une
grosse lentille seulement. Oblitération complète de
la vaginale.

10e, *Mortreuil*, soldat, opéré de la même manière
du côté droit, en 1848. Mort à 76 ans, en avril 1848,
d'une congestion cérébrale. — Autopsie : oblitération complète. Pas de dépression au scrotum, dont la
cicatrice large, blanche et satinée, n'offre aucun pli
rayonné. Ce militaire ne se rappelait pas combien de
temps la guérison avait mis à se faire.

11e, *Flocquet*, soldat; même traitement en 1818,
du même côté. Guéri 3 mois après. Mort paralysé en
1848, à l'âge de 76 ans. — Autopsie : cicatrice exté-
rieure rayonnée et adhérente. Oblitération complète
de la vaginale.

12e, *Stermann*, soldat. En 1819, on place trois
fragments de potasse caustique sur une volumineuse
hydrocèle gauche, datant de 4 ans. Trois eschares,
de la largeur d'une pièce de 25 centimes chacune,

sont formées à l'extrémité inférieure, en avant, et en dehors de la tumeur. Quelques jours après on fend cette dernière seulement, qui sans doute était la plus déclive, et le liquide s'écoule. Douleurs violentes, combattues par une saignée et par des cataplasmes. Le malade explique mal ce qui s'est passé ; mais il prétend avoir été fort en danger, et n'avoir été guéri complètement qu'au bout de 3 ou 4 mois. Mort à 64 ans, en janvier 1847, d'une gastro-entérite chronique. — Autopsie : cicatrices du scrotum déprimées, adhérentes au testicule, qui est bosselé ; épididyme induré; oblitération de la cavité vaginale.

13e, *Botrel*, soldat; hydrocèle gauche. En 1819, on fait une incision au scrotum, et l'on y place un morceau de potasse caustique. Le lendemain, il y a une eschare de la largeur d'une pièce d'un franc ; gonflement considérable du testicule; rougeur ; douleurs vives; on applique des cataplasmes, et, dans la nuit, la tumeur se vide. Guérison en deux mois environ. Mort à 68 ans, en décembre 1846, à la suite d'une bronchite chronique. — Autopsie : cicatrice plate, non rayonnée, libre. Oblitération de la vaginale, testicule sain ; épididyme dur et doublé de volume.

14e, *Gimon*, soldat; hydrocèle gauche. Même traitement que chez le précédent, en 1819. Mort de bronchite chronique en janvier 1849. — Autopsie : oblitération de la vaginale. Testicule et épididyme sains.

15e, *Devritz*; hydrocèle droite. Même traitement en 1822. Mort en avril 1849, à 73 ans, de congestion cérébrale. — Autopsie : oblitération de la vaginale. Epididyme induré et le double de l'autre. Testicule sain.

16e, *Pichon*, lieutenant honoraire. Même traitement, en 1825, pour une hydrocèle droite. Pas d'accidents inflammatoires. On fend l'eschare quelques jours après. Guérison au bout de deux mois et demi. Mort à 83 ans, en janvier 1849, de gastro-entérite. — Autopsie : oblitération de la vaginale. Testicule et épididyme normaux.

4° TRAITÉS PAR LARREY. — *Canule élastique à demeure pendant quelques jours.*

17e, *Fauvel*, sergent; opéré, en 1825, d'une hydrocèle droite. Gonflement du testicule, le lendemain de l'opération. Guérison au bout d'un mois et demi environ. Mort à 80 ans, en août 1851, d'épuisement sénile. — Autopsie : oblitération de la vaginale. Epididyme induré et doublé de volume. Testicule sain.

18e, *Bruel*, soldat, opéré, en 1826, du côté gauche. Mêmes résultats. Mort en février 1850, à 88 ans, d'une phthisie pulmonaire. — Autopsie : oblitération de la vaginale. Testicule sain ; épididyme dur péaugmenté de volume. Ces deux militaires ont été opérés avant leur admission à l'Hôtel.

19e, *Cotty*, caporal, opéré, en 1834, du côté gauche. Mort du choléra, en avril 1849. — Autopsie : oblitération de la vaginale. Testicule et épididyme à l'état normal.

20e, *Bouvier*, lieutenant honoraire, opéré, en 1834, du côté gauche. Mort en septembre 1851, à l'âge de 82 ans, d'une pneumonie chronique.—Autopsie : oblitération de la vaginale. Epididyme dur et augmenté de volume. Testicule sain.

21e, *Gouby*, lieutenant honoraire, opéré, en 1834, du côté gauche. Mort en juin 1851, à l'âge de 76 ans, d'une bronchite chronique.— Autopsie : oblitération de la vaginale. Testicule atrophié.

22e, *Lejeune*, capitaine honoraire, opéré, en 1834, d'une hydrocèle droite. Mort, en novembre 1849, de péritonite chronique, à l'âge de 65 ans.—Autopsie : oblitération de la vaginale. L'état du testicule et de l'épididyme n'a pas été noté.

5° TRAITÉS PAR PASQUIER PÈRE. — *Injections vineuses*

23e, *Dalemagne*, soldat, opéré, vers 1818, d'hydrocèle droite. Douleurs et gonflement considérable, pendant une huitaine de jours. Guérison au bout de deux mois environ. Mort, à 62 ans, de congestion cérébrale, en décembre 1850. — Autopsie : oblitération de la vaginale. Testicule et épididyme normaux.

24ᵉ, *Bourgain*, sergent, opéré, à la même époque, du côté droit. Accidents analogues aux précédents. Mort de congestion cérébrale, en avril 1851, à l'âge de 72 ans. — Autopsie : oblitération de la vaginale. Epididyme très-dur et doublé de volume.

6° TRAITÉS PAR PASQUIER FILS. — *Injections vineuses.*

25ᵉ, *Daniel*, soldat, opéré, en 1840, d'une hydrocèle droite. Mort, en mai 1847, d'une commotion cérébrale, suite de chute, à l'âge de 69 ans.—Autopsie : oblitération de la vaginale. Testicule et épididyme normaux.

26ᵉ, *Moreau*, soldat, opéré, en 1839, du côté gauche. Mort, à 69 ans, en mars 1847, d'une pleuropneumonie. —Autopsie : oblitération de la vaginale. Epididyme doublé de volume ; testicule plus volumineux que celui du côté opposé.

27ᵉ, *Boulanger*, soldat, opéré du côté droit, en 1841. Mort, à 78 ans, en avril 1849, d'une congestion pulmonaire. — Autopsie : oblitération de la vaginale. Testicule sain ; épididyme augmenté de volume et induré.

Injection iodée.

28ᵉ, *Gastal*, soldat, opéré du côté gauche, en 1843, par injection iodée. Mort hémiplégique, à l'âge de 84 ans, en novembre 1850.—Autopsie : oblitération de la vaginale. Testicule et épididyme à l'état sain.

Comme on le voit, chez tous ces hommes, traités par des méthodes différentes, il y avait oblitération complète de la cavité vaginale ; nous n'en avons pas rencontré un seul qui ne présentât pas cette disposition. Je dois ajouter que dans tous les cas où je n'ai rien noté sur l'état de la cavité opposée à l'opération, c'est qu'elle était dans des conditions parfaitement régulières. Mais cette circonstance d'adhérences complètes n'infirme en rien le dire de Pott et d'autres observateurs, dont je partage au contraire les idées à cet égard; on va voir pourquoi. En effet, tandis que le séton, l'excision, l'incision, les caustiques, la sonde à demeure et l'injection vineuse ont constamment déterminé chez les malades précédents l'oblitération en question, l'injection iodée est loin d'avoir eu *toujours* les mêmes résultats. Ainsi, sur les quinze hommes dont il me reste à parler, traités tous par des injections iodées depuis que je suis à l'Hôtel, j'ai trouvé les variations suivantes :

1er, *M. Massieu*, capitaine, opéré le même jour de deux hydrocèles, le 26 août 1846, Guérison en trente jours. Mort de cystite chronique, en décembre 1847, à l'âge de 64 ans. — Autopsie : adhérences complètes des deux tuniques vaginales; oblitération des deux cavités.

2e, *Godet*, sergent; hydrocèle gauche opérée le 11 octobre 1846. Guérison en trente-cinq jours. Mort de pneumonie chronique, à 75 ans, en avril 1849. — Autopsie : adhérences complètes du côté opéré : testicule et épididyme sains.

3e, *Thibeau*, caporal, hydrocèle gauche opérée le 14 avril 1847. Guérison en vingt-huit jours. Mort phthisique, à 68 ans, en décembre 1850. — Autopsie : adhérences légères, mais complètes. Testicules et épididymes normaux.

4e, *Philibert*, sergent; hydrocèle gauche opérée le 8 août 1849, par M. le chirurgien major Brian. Mort d'apoplexie, en janvier 1851, à 82 ans. — Autopsie : adhérences complètes, non-seulement du côté opéré, mais encore du côté opposé, où il n'y avait jamais eu ni hydrocèle, ni orchite, au dire du malade.

5ᵉ, *Dulhoil*, soldat ; hydrocèle droite opérée le 7 août 1849, par le même chirurgien. Guérison en vingt-cinq jours. Mort d'endo-cardite, dans le mois de novembre suivant, à 74 ans.—Autopsie : adhérences à peu près complètes. Commencement d'hydrocèle du côté opposé.

6ᵉ, *Maillet*, sergent-major ; énorme hydrocèle droite, que je ne me soucie pas d'opérer en raison de son volume, de son ancienneté, des 85 ans du malade, et parce qu'elle est liée à une hypertrophie du cœur avec insuffisance des valvules. Survient un œdème avec asthme, dus à cette dernière affection ; mais le malade les attribue à son hydrocèle, et demande l'opération avec instances. Ponction et injection iodée, le 27 mars 1850. Issue de 1,248 grammes de liquide séro-sanguinolent. Mort le 9 avril suivant. — Autopsie : fausse membrane épaissie, ancienne et organisée dans toute la vaste poche. Commencement d'adhérences générales, formant, dans la cavité, des géodes semblables à cette réunion de bulles que les enfants font naître en soufflant avec une paille dans un vase contenant de l'eau savonneuse. Testicule légèrement augmenté de volume, induré et malade.

7ᵉ, *Malcourant*, soldat ; hydrocèle gauche, opérée le 11 janvier 1847. Guérison en trois semaines. Dix-huit mois après apparaît une hydrocèle droite, opérée le 13 mars 1849. Guérison en quinze jours. Mort d'apoplexie, à 75 ans, en octobre 1850. — Autopsie : adhérences complètes à gauche ; incomplètes et beaucoup moins nombreuses à droite. Testicules et épididymes normaux.

8ᵉ, *Delrue*, soldat ; hydrocèle droite opérée le 27 février 1846. Guérison en trois semaines. Mort de colite chronique, en juillet 1851, à 72 ans.—Autopsie : adhérences dans la moitié supérieure seulement de la cavité, qui n'existe plus que dans sa moitié inférieure. Pas de liquide nouveau dans cette partie. Testicule et épididyme sains.

9°, *Vaillant*, soldat; hydrocèle droite opérée le 13 février 1847. Guérison en quinze jours. Mort, à 80 ans, de gastro-entérite, en janvier 1848.—Autopsie : adhérences dans la moitié inférieure seulement; persistance de la cavité dans la moitié supérieure, où n'existe pas de nouveau liquide. Testicule sain ; épididyme doublé de volume, sans induration.

10°, *Bienne*, sergent-major; hydrocèle gauche opérée le 19 septembre 1847. Guéri vingt jours après. Mort d'adynamie sénile, en décembre 1851, à 73 ans. —Autopsie : adhérences dans les trois quarts inférieurs seulement ; pas en haut. Pas de liquide. Testicule et épididyme sains.

11°, *Gassan*, soldat ; hydrocèle droite opérée le 18 octobre 1847. Guéri 22 jours après. Mort d'entérite chronique, en mars 1849, à 81 ans.—Autopsie : adhérences à la partie moyenne seulement, séparant ainsi la cavité séreuse en deux poches secondaires, dont aucune ne contient de liquide nouveau. Testicule et épididyme sains.

12°, *Beroult* ; hydrocèle droite opérée le 23 août 1846. Guéri un mois après. Mort, à 77 ans, d'entérocolite chronique, en septembre 1850. — Autopsie : intégrité de la cavité vaginale; aucune adhérence. Pas de nouveau liquide.

13°, *Drouet*, soldat ; hydrocèle droite opérée le 9 novembre 1846. Guérison en 22 jours. Mort à 75 ans, de colite chronique, en mai 1849. — Autopsie : aucune adhérence; pas d'oblitération; pas de liquide.

14°, *M. Tronville*, sous-lieutenant; hydrocèle droite opérée le 8 janvier 1847. Guérison en 18 jours. Mort, de congestion cérébrale, en avril suivant, à 72 ans. — Autopsie : aucune adhérence; pas d'oblitération ; pas de liquide.

15°, *Charuault*, soldat ; hydrocèle gauche opérée le 20 janvier 1849. Guérison en 20 jours. Mort, à 66 ans, de bronchite chronique, en mars 1850.— Autopsie :

aucune oblitération; aucune adhérence; pas de liquide.

Il résulte de cette statistique, que, sur les seize malades traités par des injections iodées, soit dans mon service, soit précédemment dans celui de Pasquier fils, qui ont déjà succombé, *huit* offraient des adhérences complètes oblitérant la cavité séreuse en entier; *quatre*, des adhérences partielles seulement; et *quatre* n'en présentaient pas de traces. Chez ces derniers, comme dans la partie libre de la poche vaginale chez les quatre précédents, il n'y avait absolument rien d'anormal. Rien ne pouvait faire croire qu'il y eût eu des adhérences détruites. On remarquait un poli parfait des surfaces, sans changement de couleur, sans épaississement, sans fibrilles flottantes sous l'eau, sans granulations, sans irrégularités saisissables, même à l'aide d'une forte loupe, ou au toucher. On peut affirmer, avec toute la certitude possible, qu'aucune adhérence, autre que celles existantes, n'avait eu lieu. D'un autre côté, le temps écoulé depuis l'opération était trop considérable pour qu'il soit permis de supposer que l'adhésion n'avait pas encore eu le temps de se faire, et qu'elle serait survenue si la mort ne fût pas arrivée aussitôt. Je crois qu'il faut en conclure que, chez ces malades, les injections iodées n'avaient et n'auraient ultérieurement provoqué aucune oblitération. Cependant les hydrocèles étaient guéries. Assurément elles pouvaient être sujettes à retour, puisque la cavité n'était pas détruite; mais elles se trouvaient en cela dans les mêmes conditions que la plupart des maladies dont l'espèce humaine est affligée.

De ces faits qui, sans être très-nombreux, sont pourtant dans des proportions déjà marquées, on doit tirer ces déductions :

1° Que Pott avait dit vrai, en avançant que la disparition de la cavité vaginale n'est pas indispensable à la cure de l'hydrocèle ;

2° Que cette disparition est la conséquence la plus

ordinaire des traitements employés jadis, et même des injections vineuses;

3° Qu'elle arrive moins fréquemment à la suite des injections iodées, *s'il devient constant, par des recherches nouvelles, que les choses se passent habituellement comme elles se sont passées ici.*

Dans un remarquable travail sur les *cavités closes,* M. Velpeau attribue aux injections iodées comme aux autres, la propriété d'allumer une inflammation adhésive amenant l'oblitération. L'illustre professeur, en traitant cette question pratique, a cherché, suivant son habitude, la vérité et le bienêtre des malades, plutôt que l'honneur de faire prévaloir une indication sortie de son fécond génie. Parmi les avantages de sa méthode, il n'a pas pu faire ressortir cette circonstance, peut-être fortuite je le répète, de la moindre fréquence de l'oblitération vaginale, puisqu'elle n'avait pas encore été constatée. Prudent et réservé, je désire que l'on ne se méprenne pas sur ma pensée, et que personne ne m'attribue un langage que je ne tiens pas ; car souvent on travestit en exagérations réelles les paroles les plus circonspectes. Je ne dis pas que les injections iodées guérissent l'hydrocèle sans amener l'oblitération ; je dis que sur seize personnes traitées par ce moyen, et dont j'ai pu faire l'autopsie jusqu'à ce jour, *un quart* n'avait aucune adhérence, et *un quart* n'en présentait que de partielles ; tandis que les **28** hommes morts, sur les **30** opérés par d'autres procédés, avaient tous des adhérences complètes. Je constate un fait ; je ne veux pas dire autre chose.

Mais si nous n'avions pas eu à faire à des exceptions heureuses; si les recherches d'autres observateurs, et celles que je me propose de continuer, confirmaient ces premiers résultats, ne serait-ce pas encore un motif de plus pour donner la préférence aux injections iodées sur toutes les autres méthodes? C'est une question à élucider ; car il n'est pas très-certain que l'oblitération sus-énoncée n'ait pas quelque fâcheuse influence sur l'intégrité des fonctions d'un testicule, surtout dans le cas où le second aurait été enlevé.

Un homme dont s'honore la médecine militaire, et dont les travaux ont mérité plus d'une fois les suffrages académiques, M. le docteur Abeille, a émis l'opinion suivante dans un mémoire couronné par la société de médecine de Toulouse, en 1849 :

« Nous hasardons, dit-il, une explication qui
« n'est et que nous ne donnons que pour une simple
« hypothèse. Nous disons donc que si *quelquefois*
« les injections iodées provoquent une inflammation
« adhésive dans les cavités closes naturelles, *d'autres-*
« *fois* elles suscitent une inflammation qui, sans
« provoquer des adhérences, modifie et les fonc-
« tions perverties des surfaces sécrétantes, et leur
« texture altérée, soit primitivement, soit consécuti-
« vement à l'épanchement. »

Les observations précédemment rapportées me font regarder cette hypothèse comme l'expression exacte de la vérité, dans les limites que lui donnent les deux mots que j'ai soulignés à dessein.

STATISTIQUE RAISONNÉE

DES

200 OBSERVATIONS

QUI SONT DÉCRITES EN DÉTAIL

DANS LES DEUX PREMIERS VOLUMES DE LA

CLINIQUE OBSTÉTRICALE

DE

M. LE Dr A. MATTEI,

PROFESSEUR LIBRE D'ACCOUCHEMENTS A PARIS, ETC.

PARIS

ADRIEN DELAHAYE, LIBRAIRE-ÉDITEUR,

PLACE DE L'ÉCOLE-DE-MÉDECINE, 23.

1863